腰にきく いいはなし
～腰痛は温めて防ぐ～

監修 福田 千晶 先生（医学博士、健康科学アドバイザー）

「疲れがたまると、腰が張って痛む」
「昔痛めた腰がなかなかよくならない…」。
長い間、慢性の腰痛に悩まされている方も
多いのではないでしょうか？
痛みを和らげ、毎日を快適に過ごすために
家庭ですぐにできるケアをご紹介します‼

中央労働災害防止協会

腰痛はなぜおきる？

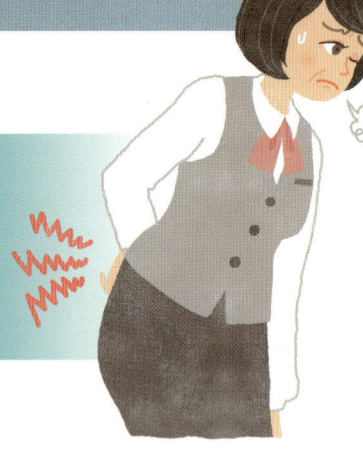

　仕事や家事などで、同じ姿勢をとり続けたり、同じ動作を繰り返したりしていると、からだの特定の場所に負担がかかります。
　その特定の場所になりやすいのが腰です。腰はからだの要となる場所であり、座っていても、立っていても上半身の重みがかかり、負担が集まりやすいのです。
　腰に負担がかかり続け、疲労がたまってくると、痛みが出てきます。とくに、血行が悪く冷え性の人は、疲労物質や痛みを発する物質の流れが悪く、痛みが長引きやすくなります。
　また、心理的なストレスも腰痛の原因になるといわれています。

血のめぐりがとどこおった状態

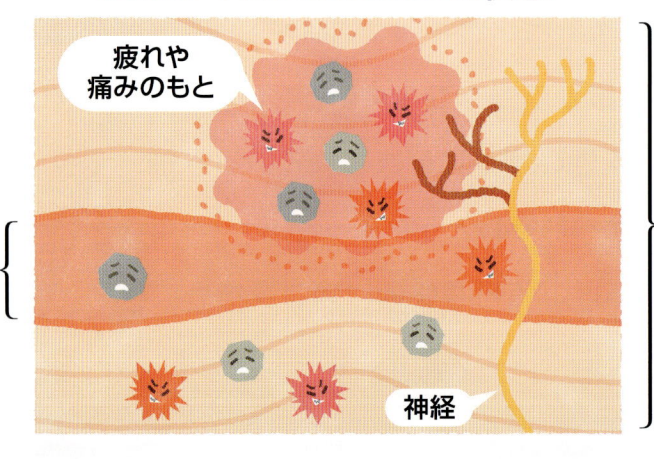

疲れや痛みのもと

血管

筋層

神経

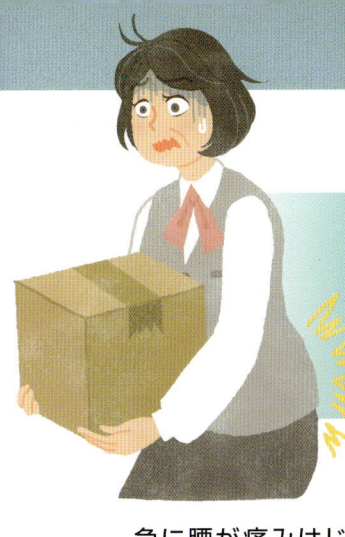

"温める"と"冷やす"どちらがよいの？

　急に腰が痛みはじめた時には、まず冷やしましょう。痛みが出てからしばらくたって、部分的な痛みから全体的な痛みに、腰が張ったような鈍い痛みに変わってきたら、温めましょう。

　その際、冷やすのか温めるのか、「自分が気持ちがいい」と感じるかどうかも大切に、ケアを行ってください。

　ケアを始めたからといって、すぐに痛みがなくなる場合ばかりではありません。長年付き合ってきた痛みには、少し気長にケアを続けてみましょう。

　一方、痛みが大きい場合や長引く場合は、病気が原因となっていることもあります。きちんと医療機関の診察を受け、適切な治療を受けることが必要です。

　しかし、原因がはっきりしない慢性の腰痛には、腰の負担を少しでも減らし、日常生活の中で、腰をいたわるケアを実践することで、痛みを和らげることができます。

　そこで、家庭や職場でできる腰痛予防ケアをご紹介しますので、これらを実践して、痛みの少ない、快適な生活を送りましょう。

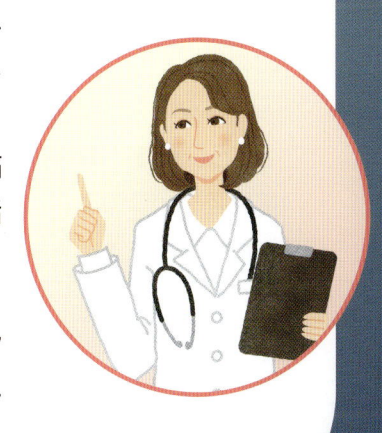

慢性腰痛にきく 4つのケア

1 腰を温める

　同じ姿勢で緊張している筋肉をほぐすには、血のめぐりをよくすることが大切です。特にこりを感じやすい部分は、効率よく、深部まで温めることができる蒸気で、痛みの出やすい部分を温めましょう。

　蒸しタオルなどで直接腰を温めましょう。仕事中や外出時には、肌に直接貼るタイプの蒸気の出る温熱シートもおすすめです。

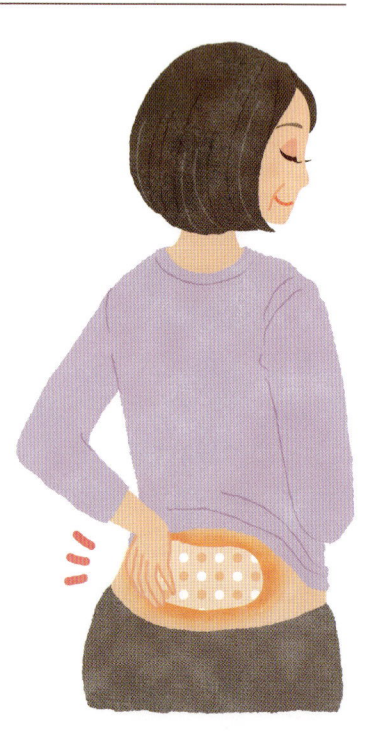

② しっかりと休養をとる

☆日中は・・・

　忙しくしていると、気がつかないうちに、筋肉が張って、腰に疲れがたまってしまいます。休憩時間には、意識して姿勢を変えるようにしましょう。

　また、少しの時間でも横になったり、軽くストレッチングを行うのもよいでしょう。

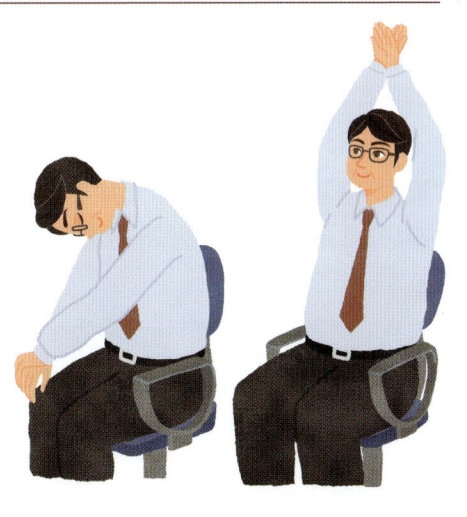

☆夜寝る前は・・・

　心理的なストレスも腰痛の大きな要因となるといわれています。十分に休養して、心とからだを休めましょう。就寝前には、お気に入りの音楽やアロマで、気分をリラックスさせます。また、目元や首元を温めると、質のよい睡眠をとることができます。

慢性腰痛にきく4つのケア

3 お風呂の時間を有効活用

　ぬるめのお湯（38～40℃）にゆっくりつかり、からだを温めます。心臓や血圧に問題のない方は、しっかりとつかる全身浴がよいでしょう。肩までつかることでからだ全体に水圧がかかり、腕や足にたまった血液が押し流されて老廃物が取り除かれ、疲労が回復します。時間がないからといってシャワーだけで済ませずに、しっかりとお湯につかりましょう。

　さらに、入浴中に大きく深呼吸をしてリラックスし、軽くストレッチングをしたりして、からだも心もほぐします。

☆炭酸入浴で効果がアップ

　特に炭酸入浴剤は血管拡張作用が高く、温浴効果を高めて血行を促進します。入浴剤を入れて、泡がシューッと出終わってお湯に炭酸が十分溶けてから入ると、炭酸入浴の効果が高まります。肩こり・腰痛・疲労回復には、より炭酸濃度が高いものがおすすめです。

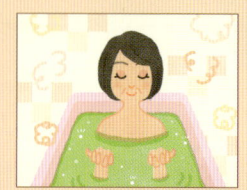

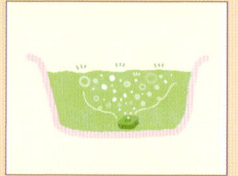

●炭酸入浴とストレッチングで柔軟性アップ！

　最近行われたある研究で、炭酸入浴のあとストレッチングを続けると、ただのお湯に入浴してからストレッチングを続けるよりも、からだの柔軟性が向上することが分かりました。そのほか、筋肉の疲労回復を早めたり、筋肉の柔軟性が増したりすることで腰痛になりにくくなるなどの効果もあります。

4 腰にいい ストレッチング

　腰痛を予防するには、ふだんから筋肉を柔軟にしておくこと、腰を支える筋肉を強くしておくことが大切です。腰の痛みがないときに、ゆっくり少しずつ行いましょう。

※痛みを我慢してやることは逆効果です。無理せず、自分のペースでゆっくりと続けましょう。

①筋肉をゆるめるストレッチング

天までとどけ

足を肩幅くらいに開いて立ち、
かかとは床につけたまま
両手を上げて
ゆっくり上に伸びる。
後ろに反りかえりすぎない。

ちょっと一息

足を軽く開き、かかとを床に
つけてしゃがむ。
かかとが浮いたり、
後ろに倒れそうなときは
壁などにもたれながら行う。

②筋肉を強くするストレッチング

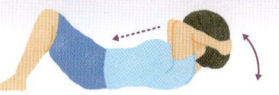

へそのぞき

両膝を直角に曲げて仰向けになり、手は頭の後ろで組む。
へそをのぞくようにゆっくり上体を起こす。
しばらく保持してからゆっくりと戻す。

ヒップアップ

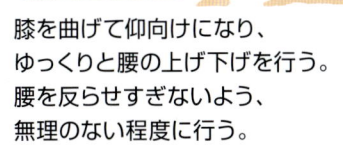

膝を曲げて仰向けになり、
ゆっくりと腰の上げ下げを行う。
腰を反らせすぎないよう、
無理のない程度に行う。

スクワット

足を肩幅に開き、
両手は頭の後ろで組む。
背中を伸ばし、上体をあまり
前傾させないように注意しながら、
膝をゆっくり直角程度まで曲げてから戻す。
かかとは床から離れないように。

姿勢のくずれ からだのゆがみ をチェックしよう

①正しい姿勢

立ち姿勢をセルフチェックし正しい姿勢を覚えましょう。

- 壁にかかとと背中を付けて自然に立つ
- 腰（ベルトの位置）の後ろに手を入れる
- ちょうど手のひらの厚さが収まれば OK

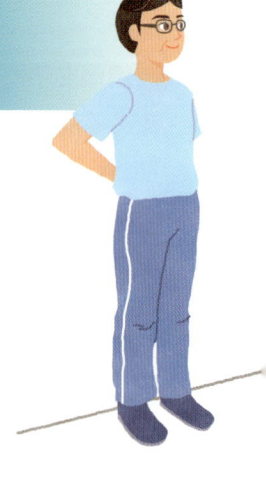

オフィスでの事務作業が中心の方は、負担の少ない、自然で正しい座位姿勢を心がけましょう。クッションなどを背にあててもよいでしょう。

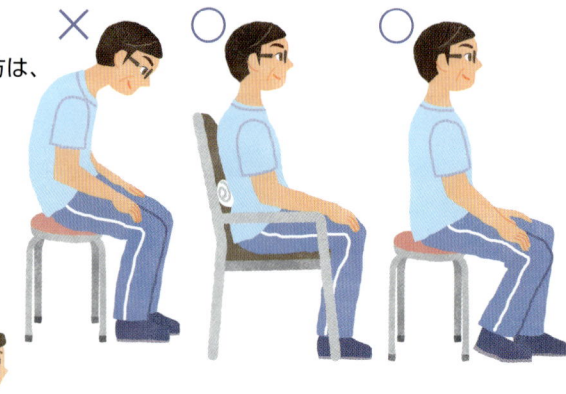

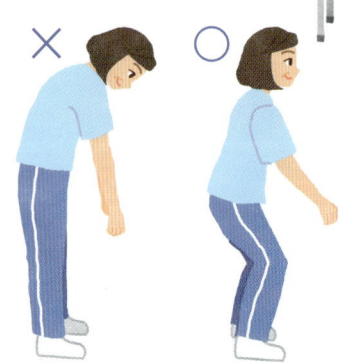

物を持ち上げるときなどの立ち作業の姿勢は、猫背や、前かがみにならず、背骨を伸ばし、腰を落として行います。重量上げ選手の要領で。

日常生活のクセや生活スタイルでくずれた姿勢は、腰に負担をかけ、腰痛の要因ともなります。意識して、正しい姿勢に直すようにしましょう。また、知らないうちにからだにゆがみが生じていないか、ボディチェックをしてみましょう。

②ゆがみをチェック

毎日、なにげなく行っている体勢やクセが、知らないうちにからだにゆがみを生じさせているかもしれません。
次の項目でチェックしてみましょう。

Check 1

立ち姿勢☐
立っているときに一方の足に重心をかける。

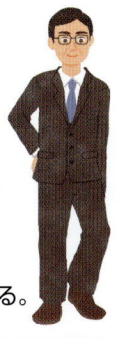

座り方☐
椅子に座ったときによく脚を組む。

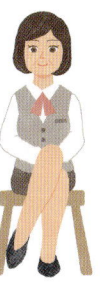

鞄の持ち方☐
いつも同じ側の肩に鞄をかけている。

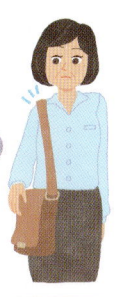

2個以上該当する方は、からだにゆがみが生じる生活をしているかもしれません

Check 2

鏡でチェック☐
両肩の高さ、腰骨の位置が左右で違っている。
該当する方は、からだにゆがみが生じています。

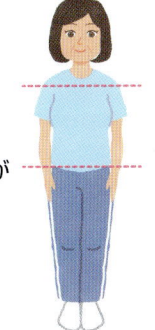

Check 3

脚をチェック☐
膝を伸ばして座り、つま先を左右に開くと左右均等にならない。
該当する方は、からだにゆがみが生じています。

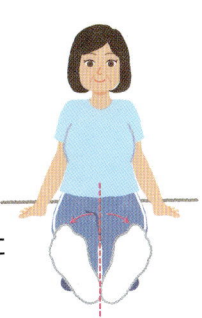

次ページに紹介するエクササイズで、ゆがみを矯正しましょう！

姿勢のくずれ　からだのゆがみ をチェックしよう

③ゆがみをなくすエクササイズ

姿勢のくずれ、骨格のゆがみを直すエクササイズを行い、
正しい姿勢に戻すことで、腰への負担を軽減することができます。

※痛みを我慢してやることは逆効果です。無理せず、自分のペースでゆっくりと続けましょう。

Exercise 1　バランス調整

椅子に腰掛け、足踏みするように、お尻を左右交互に上げ下げする。

左右交互に各3回×3セット

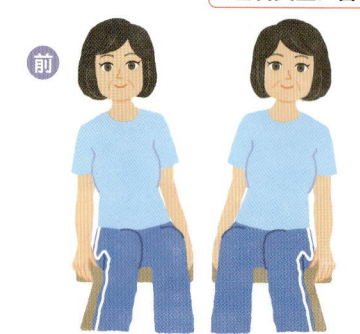

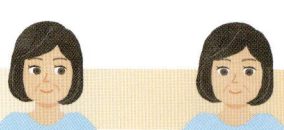

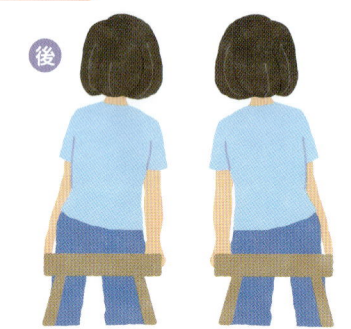

前　　　　　　　　　　　　後

※椅子から落ちないよう注意しましょう

Exercise 2　足の横振り

腰に手を当てて立った姿勢から、
片脚ずつ軽く横に上げて下ろす。

左右交互に各3回×3セット

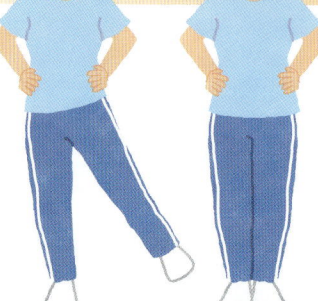

Exercise 3 上半身のひねり

軽く足を開き、肩を水平に保って腰の
位置はそのまま楽に立つ。
腕の力を抜いて、上半身をひねる。

左右往復5セット

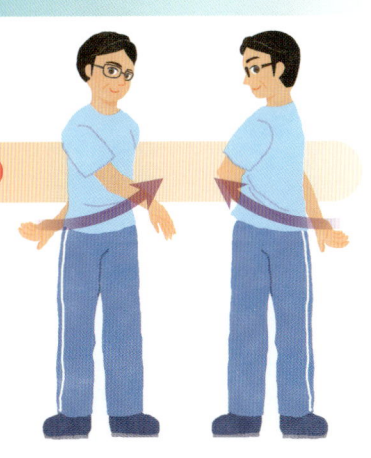

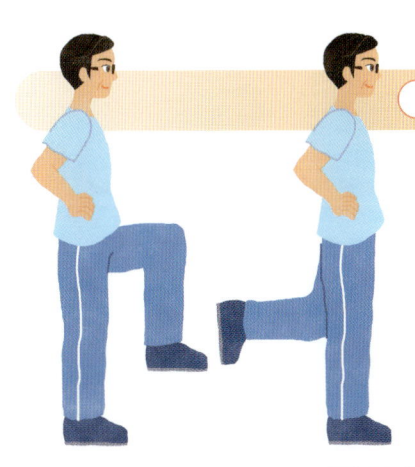

Exercise 4 足のスイング

ふとももが水平になるまで
片脚を前に引き上げ、
次にゆっくりと後ろに引き上げる。

左右交互に各3回×3セット

その他、腰痛の原因となる動きや姿勢にも注意しましょう！
・重いものを急に持ち上げる　・急にからだをひねる
・前かがみや後ろに反る姿勢を繰り返す　・長時間同じ姿勢を続ける
　　　　　　　　　　　　　　　　　　　　　　　　　　　　など…

あなたの一日に腰痛ケア・サイクルをとりいれて腰をいたわりましょう！
～温める、休める、リラックス～

OFF Time

- **Evening** ストレッチングで腰痛予防
- **Night** リラックスして質のよい睡眠
- **Bath Time** 炭酸入浴でしっかり体を温める
- **Morning** 腰を温める 冷やさない服装
- **Break time** 姿勢をゆるめてストレッチング
- **Lunch time** 休憩時間に腰を休める

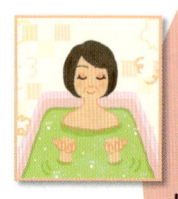

ON Time

腰にきく いいはなし

平成27年7月22日　第1版第1刷　発行
平成28年4月7日　　　　第2刷　発行
監修者　福田 千晶
編 者　中央労働災害防止協会
発行者　阿部 研二
発行所　中央労働災害防止協会
　　　　〒108-0014　東京都港区芝5丁目35番1号
電 話　販売　03（3452）6401
　　　　編集　03（3452）6209
中災防ホームページ　http://www.jisha.or.jp
デザイン　㈱ジェイヴイコミュニケーションズ
イラスト　オオウラ シオリ
印刷所　㈱日本制作センター
ⓒJISHA 2015　21566-0102　定価（本体150円＋税）
ISBN978-4-8059-1628-5　C3060　¥150E

本書の内容は著作権法によって保護されています。本書の全部または、一部を複写（コピー）、複製、転載すること（電子媒体への加工を含む）を禁じます。